RELIGIEUX

ET

MÉDECINE

Par Antoine-Luc-Pierre RAVEL

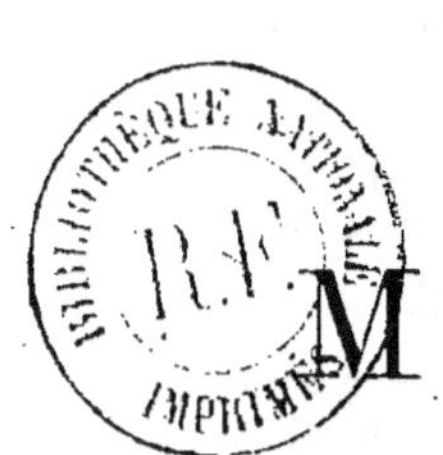

> « Regardez vos bibliothèques : tous les livres de leurs rayons portent le nom de quelque prêtre, de quelque évêque, de quelque religieux, ou de quelque grand chrétien, et votre érudition, si étendue soit-elle, ne va pas toujours jusqu'à bien connaître l'énumération des ouvrages qu'ils ont composés, tant ils sont nombreux et multipliés. »
>
> (Mgr Bourret, évêque de Rodez et de Vabres, Sur les principaux sophismes formulés contre les droits de l'Eglise à l'enseignement. *L'Univers*, 22 juillet 1877.)

Comme je l'ai fait pour les membres de la Compagnie de Jésus, je nommerai les Religieux qui ont rendu des services à la médecine et aux sciences accessoires (physique, chimie, histoire naturelle, botanique), et j'indiquerai très-sommairement les travaux que le Clergé Régulier a produits sur ce terrain.

I

A

946-1004.......... ABBON, Bénédictin, abbé de Fleury (diocèse d'Orléans), enseignait les sciences sacrées et profanes, et particulièrement la médecine.

†1142.... ...... Pierre ABÉLARD engageait les Religieuses du Paraclet à se livrer à la chirurgie. — *Hexaéméron.*

ACTOR, moine ? qui cite Isidore de Séville (†636), et se trouve cité par Vincent de Beauvais (†1264), fit un recueil de matière médicale, lequel n'a jamais paru.

Comm. du XIIe siècle. ADELARD, Bénédictin de Bath en Angleterre, traduisit plusieurs ouvrages des Grecs et des Arabes sur la physique et sur la médecine.

AGAPIUS, moine crétois.

†1298.......... ALAIN DE L'ISLE, que ses contemporains appelaient *Alanus de Insulis*, parce qu'il était né à l'Isle-sur-la-Sorgue, près de Cavaillon dans le Comtat Venaissin ? (Pouchet), frère convers à Cîteaux, alchimiste.

ALBERT DE BOLOGNE est peut-être Albert le Grand. On aura substitué *Bononiensis* (de Bologne) à *Bolstadiensis* (de Bollstaedt). Albert le Grand appartenait à la famille des comtes de Bollstaedt.

1193-1270.......... ALBERT LE GRAND, Frère Prêcheur ; — Physique dans laquelle il comprend l'enseignement général de la nature, comme la météorologie, la géographie physique et politique, la minéralogie, la psychologie, la botanique, la zoologie, l'anatomie et la physiologie. Albert acquit même les connaissances médicales : jamais il ne parle des minéraux sans faire connaître leur vertu curative.

†1427.......... Sigismond ALBICIUS, archevêque de Prague, puis abbé de Wihrad, enfin archevêque de Césarée. — Pratique médicale. — Règle de santé. — Conduite à suivre en temps d'épidémie.

1654-1728.......... Dom Nicolas ALEXANDRE, Bénédictin de la Congrégation de Saint-Maur, s'était attaché à la connaissance des remèdes, principalement des simples.

Vers l'an 980....... ALFRED, Bénédictin, abbé de Malmesbury, évêque de Kirton (Devonshire), *Des natures des choses*, où la physique des végétaux est exposée. Cet ouvrage a été attribué à Alfred le philosophe, qui florissait vers le milieu ou vers la fin du XIIIe siècle.

XIIe siècle.......... ALGUIER ou ALGUIRIN, à Clairvaux, avait la réputation d'un médecin très-habile, fort sage et fort pénitent.

XVIIe siècle............ **ALLIOT.** L'un frère de Jean-Baptiste Alliot, et l'autre son fils, tous deux Bénédictins de la Congrégation de Saint-Vanne, ne renoncèrent point, malgré leur état, à la médecine. C'est au plus jeune que l'on doit : *Traité du Cancer*, etc., Paris, 1698, in-12. Ils préconisaient l'arsenic et le plomb dans le traitement du cancer.

Xe siècle............ **AL RAHEB,** moine ?

Vers 1785.......... Le P. **ANDRÉ,** capucin, Théorie de la terre (Gazan).

†1697.......... **ANGE DE SAINT-JOSEPH,** dans le monde Ange de la Brosse, Carme-déchaussé, missionnaire apostolique en Orient, a traduit de la langue persane vulgaire en latin une pharmacopée.

†1678.......... **ANGE DE SAULIEU,** Capucin prédicateur, *Hydrologie ou Traité des eaux minérales trouvées auprès de la ville de Nuys, entre Prixey et Prenseaux.* Dijon, 1661, in-12.

†1482.......... Le bienheureux **ANTOINE,** de l'ordre des Hermites de Saint-Augustin, Chirurgien.

†1730.......... **CAJETAN DE SAN-ANTONIO,** Chanoine de Saint-Augustin dans le couvent de Santa-Cruz, étudia la botanique et la chimie, dirigea l'apothicairerie du monastère pendant vingt ans, et publia des écrits sur la pharmacie.

1225-1274........... **SAINT THOMAS D'AQUIN,** Doctrine de l'unité de l'homme. La physiologie moderne est due aux doctrines de saint Thomas d'Aquin et de son maître Albert le Grand. — Extases divine, diabolique, pathologique.

XVIIIe siècle.:....... Jean-Paul Rome **D'ARDENNE,** prêtre de l'Oratoire, agriculture, jardinage.

Vers 1725.......... Dom Bonaventure **D'ARGONNE,** désigné sous le nom de Vigneul de Marville, Chartreux, — Botanique. — Portrait de Gui Patin.

Milieu du XVIIe siècle. François **ARNOUL,** Frère Prêcheur, *Révélations charitables de plusieurs remèdes souverains,* par divers médecins.

Vers 1590........... **ARIAS MONTANUS,** chevalier de l'Ordre de Saint-Jacques, savant dans la médecine, avait enseigné publiquement la chirurgie ; *Histoire de la nature.*

B

1214-1292.......... Roger BACON, Franciscain, grand physicien et chimiste. — Optique. — Sommeil. — Veille. — Vieillesse. — Médicaments chimiques. — Chair de vipère. — Composition des élixirs et des teintures. — Divers remèdes propres à conserver la santé et à prolonger la vie. — Pierre philosophale.

Vers 1673.......... Benoît DE BACQUERE, prieur de l'abbaye de Dunes, *Le médecin des vieillards*.

XVIe siècle.......... Jean DE BAILLEUL, abbé de Jonval, rebouteur.

1606-1673.......... Jacques BARRELIER, Frère Prêcheur, botanique, histoire naturelle. — Physique.

Au milieu ou à la seconde moitié du XIIIe siècle. — BARTHÉLEMY D'ANGLETERRE, improprement appelé de Glanville, Franciscain, composa son ouvrage *Des Propriétés des choses* au plus tard vers 1260. Dans les livres qui suivent les trois premiers, Barthélemy traite de la substance corporelle en général, de l'homme et du corps humain, des âges, des infirmités et des passions.... de l'air, des eaux, de la terre; — des pierres et des métaux; — des herbes. Plusieurs traités de Galien sont cités.

Vers 1543.......... Frère BARTHÉLEMY, d'Orviéto, Mineur Observantin ou Religieux de l'étroite Observance, Commentaire sur Mésué le jeune ou Jean fils d'Hamech (†1018), qui a écrit un traité des emplâtres, des onguents et des sirops.

XIIIe siècle.......... BARTHOLOMÆUS DE BRAGANTIIS, Frère Prêcheur ? — A écrit sur les animaux.

Jean BASOL, disciple de Scot, Cordelier.

XIe ou XIIe siècle..... BAUDOUIN, médecin, qu'Edouard roi d'Angleterre fit venir auprès de lui, et qu'il nomma Abbé de Saint-Edouard, était sorti de l'abbaye de Saint-Denis.

1716-1781.......... Jean-Baptiste BECCARIA, de la Congrégation des Clercs réguliers des écoles pies, découvrit, en même temps que Lavoisier, la composition de l'air. — Action de l'électricité sur l'air, l'eau, les métaux et les oxydes métalliques. — Electricité atmosphérique. — Phénomènes de la lumière électrique.

Albert BEIR, Carme.

480-543.......... Saint BENOÎT de Nursie.

†1362.......... Pierre BERCHOIRE, Bénédictin, prieur de Saint-Eloy de Paris, traite de physique, d'anatomie, de médecine dans son Réductoire moral de la Bible.

Vers 1878.......... Dom Théophile BÉRENGIER, Bénédictin de la Congrégation de France, Histoire naturelle de l'Australie occidentale. — *Mgr de Belzunce* : exposé de ce qu'a fait Mgr de Belzunce pendant la peste de Marseille.

1091-1153........... Saint BERNARD, moine de Cîteaux, fondateur de l'abbaye de Clairvaux, imposa à son Ordre des instituts hygiéniques bien curieux à connaître pour l'histoire complète de la science (Francis Devay, de Lyon). S. Bernard parle de l'Ecole de Montpellier, vers l'an 1153.

1649-1714.......... Frère BERNARDIN DE CARPENTRAS, Capucin, dans le monde Henri d'Andrée. Sa physique est bonne pour le temps : ce religieux est inventeur. Il traite de l'ensemble du monde, des éléments, de la gravitation, du feu, de l'air, de la lumière, de l'océan, des pierres, des métaux, des météores, de l'aimant, etc. Puis l'auteur passe à l'étude des êtres organisés, des fonctions vitales, des mouvements, des passions, de l'âme humaine et de celle des bêtes, de l'union de l'âme avec le corps, des maladies, etc.

†804.......... Saint BERTAIRE (Bertarias, Berthorins), Bénédictin, abbé du Mont-Cassin, fit un recueil en deux volumes sur la médecine : on y trouvait des recettes pour toutes les maladies du corps humain.

1741-1793.......... Pierre BERTHOLON, de la Communauté de Saint-Lazare, avoue que l'électricité émousse et anéantit une douleur très-semblable à celle qu'elle produit elle-même (Samuel Hahnemann). J.-E. Gilibert (de Lyon) a consacré une notice à Bertholon.

Né en 1702 ou 1710, mort en 1783. — Joséph-Etienne BERTIER, prêtre de l'Oratoire. — L'air passe-t-il dans le sang ? — Electricité. — Physique des corps animés.

1633-1704.......... Sylvio-Paul Bocconi, de l'Ordre de Cîteaux. — Botanique, Physique, — pierres, fossiles, plantes.

†1613.......... Daniel Le Bœuf, Frère Prêcheur, a laissé deux ouvrages manuscrits sur l'art de guérir.

Jacques Bolduc, Capucin, a écrit que Job avait la vérole (Gui Patin, en 1665).

†1585.......... Jérôme Bolsec, Carme, se maria, consomma son apostasie en devenant protestant, fût persécuté par Calvin et rentra enfin dans le sein de l'Eglise catholique. Bolsec mourut à Lyon, où il pratiquait la médecine.

1221-1274.......... Saint Bonaventure, Franciscain. Après avoir traité de Dieu et de sa nature, il traite de ses œuvres ; de la création en général et de la nature des anges ; de la création des autres êtres, et surtout de celle de l'homme, qu'il considère dans ses rapports avec Dieu, avec les anges et les autres êtres, et enfin en lui-même, dans son âme et dans son corps, ce qui le ramène à étudier au moins les principes généraux de son histoire naturelle. La cranioscopie et la physionomie sont conçues et exposées par saint Bonaventure dans leurs généralités les plus vraies, appréciées à leur juste valeur dans leurs rapports avec la liberté humaine et la saine morale. (De Blainville et l'abbé Maupied.)

1643-1692.......... Jean Bonnet, frère convers de l'Ordre de Saint-Benoît, de la réforme de Saint-Maur.

†1549.......... André Borde ou Boorde, dit *Perforatus*, abandonna l'Ordre des Chartreux pour aller étudier la médecine à Montpellier.

1610-1685.......... Pierre Bourdelot, médecin de la reine Christine de Suède, abbé de Macé. — Conférences scientifiques. — Recherches et observations sur les vipères.

Vers 1879.......... Le R. P. Bregère, La Léproserie de Saint-Camille de Lellis à Ambahivoraka (Madagascar).

xviiie siècle.......... Le Père Edme Brocot, chirurgien de l'hôpital de Charenton, Amputation du bras faite sans ligature.

Vers 1877.......... Le R. P. Etienne Brosse, Traitement de la lèpre par le hoàng-nán.

†1637.......... Jacques de Brover, Frère Prêcheur, a donné une

édition corrigée des Commentaires de Dominique Soto sur la Physique d'Aristote.

1661-1729 . . . . Pierre LE BRUN, prêtre de l'Oratoire, *Histoire critique des pratiques superstitieuses qui ont séduit les peuples, et embarassé les scavans*, etc. avec la méthode et les principes pour discerner les effets naturels de ceux qui ne le sont pas. Paris, 1702.

†1534 . . . . Othon BRUNFELS, Chartreux, quitta l'habit monacal, devint luthérien, fut un botaniste distingué.

†1125 ou 1126 . . . . Saint BRUNON de Segni, abbé du Mont-Cassin, a appliqué à la théologie l'histoire naturelle.

Né en 1779 . . . . Simon-Gabriel-G. BRUTÉ, reçu docteur en médecine en 1803, auteur d'une bonne thèse sur l'histoire des Institutions cliniques, devint membre de la Société de Saint-Sulpice, quitta cette société en 1821, fut, en 1834, sacré premier évêque de Vincennes (Etats-Unis).

Milieu du XVIIᵉ siècle. Daniel BUCRETIUS, Frère Prêcheur, anatomiste.

1567-1637 . . . . Abraham BZOWZKI ou Bzovius, Frère Prêcheur polonais, a donné la nomenclature des Médecins qui ont été canonisés.

C

Vers 1766 . . . . Dom Jean-Joseph CAJOT, *Plagiats de Jean-Jacques Rousseau sur l'éducation*. Paris, 1766, in-12 et in-8°. J.-J. Rousseau a, pour la composition de l'*Emile*, mis à contribution le *Traité de l'éducation corporelle des enfants en bas âge*, par le docteur Jean-Charles Desessartz. Paris, 1760, in-8°.

CALLISTE, moine, Plantes, huiles, antidotes, emplâtres, onguents.

1672-1757 . . . . Dom Augustin CALMET, Bénédictin de la Congrégation de Saint-Vanne et de Saint-Hidulfe, a traité de la médecine chez les Hébreux — a regardé comme mal vénérien l'ulcère dont Job fut frappé. — A publié un *Essai historique sur les eaux et bains de Plombières, de Bourbonne, de Luxeuil et de Bains.*

1568-1639 . . . . Thomas CAMPANELLA, Frère Prêcheur, — philosophe sensualiste, médecin, professait une sorte de panthéisme qu'il exposa dans la *Cité du Soleil*. Il admettait deux causes, l'une spirituelle, venue de Dieu, participant à la Divinité, l'autre matérielle ou *esprit vital*, né des molécules matérielles ; ce qui veut dire qu'il partageait les idées d'Averrhoës. Campanella eut un goût prononcé pour les sciences occultes et l'astrologie. (F. Frédault.)

Xᵉ siècle........... CAMPO, moine du couvent de Farfa en Italie, se distingua par ses cures: est sévèrement jugé, comme homme, par J.-C.-T. Ackermann et S. de Renzi.

Jean DE CANTIMPRÉ, Frère Prêcheur, cité par Thomas de Cantimpré, dans son ouvrage sur les abeilles. ?

Né en 1186 ou 1201 ou 1210, mort en 1263. — Thomas DE CANTIMPRÉ, Frère Prêcheur, disciple d'Albert le Grand. Thomas de Cantimpré commence par l'anatomie de l'homme, traite de l'âme ; — des hommes monstrueux de l'Orient ; — des animaux, des arbres et des herbes ; il passe ensuite aux sources, aux pierres précieuses, aux sept métaux, aux sept régions et *humores* de l'air ; décrit la voûte du ciel, les sept planètes, le tonnerre et autres phénomènes physiques, et termine par les quatre éléments. (Victor Carus.)

Vers 1692...... ... Denis CARLI, Capucin et missionnaire, voyage dans les quatre parties du monde. — Médecine. — Botanique.

XVIIᵉ siècle...·...... J. CASEARIUS, missionnaire, prit part à la rédaction du *Jardin indien de Malabar*, qui a paru de 1676 à 1703.

Le P. CASSATUS combattit Wedel, professeur de chimie à l'Université d'Iéna, qui avait adopté l'opinion de Jean Rey sur la calcination des métaux.

470-562........... Marcus ou Magnus Aurelius CASSIODORE et les moines qu'il institua : conseillait la lecture d'Hippocrate, de Galien et de Celse.

Vers 1616...... .... Gabriel DE CASTAIGNE, Cordelier, aumônier de Louis XIII, s'occupa beaucoup de chimie, dans la vue de découvrir la pierre philosophale et le remède universel.

Antoine CASTEL, moine français.

†1635.......... Jean DE CASTILLE, Frère Prêcheur, habile et pieux médecin de Lima (Pérou).

Vers 1724.......... Bernard-Marie DE CASTROGIAANNE, Capucin sicilien, traitait les maladies par le seul usage de la glace et de l'eau glacée.

†1880.......... Le R. P. CAUSSETTE, membre de la Société des prêtres du Calvaire. — Contre la génération spontanée.

XIXe siècle.......... CAVAL, supérieur de la Société de Saint-Sulpice, a, pendant qu'il était à la tête du Grand Séminaire à Avignon, fait, sur la question de l'avortement provoqué par l'art, un travail fort remarquable, mais qui malheureusement n'a pas été imprimé.

Jean-Antoine CAVAZZI, Capucin, Palmiers et dattes.

Vers 1260.......... Guy DE CERCELLE, maître Régent de la Faculté de médecine en l'Université de Paris, se retira chez les moines de Sainte-Catherine, après avoir quitté la profession de médecin.

Comm. du XIIIe siècle CÉSARIUS, de l'Ordre de Cîteaux, Prieur du Monastère d'Heisterbach (diocèse de Cologne), est un témoin de l'ancienneté de l'Ecole de Montpellier.

Vers 1630.......... Jacques COREN ou CERENUS, Religieux Mineur de l'Observance, a donné l'histoire de la Peste d'Avignon en 1635.

†1715.......... Samuel COTREAU ou COTEREAU DU CLOS, Capucin, Chimie, eaux minérales.

Le Père Joseph CONSTANT, Minime, guérit par un traitement empirique huit de ses religieux atteints de fièvre jaune à Barcelone.

†1087.......... CONSTANTIN L'AFRICAIN, Bénédictin, traduisit et propagea les meilleurs traités grecs et arabes de médecine. « Nous devons avoir une grande reconnaissance à Constantin de ce qu'il a ouvert pour les pays latins, les trésors de l'Orient et par conséquent ceux de la Grèce ; il a reçu et mérite à tous égards le titre de Restaurateur des lettres médicales en Occident. » (Charles Daremberg.)

Vers 1372.......... Frère Jehan CORBICHON, de l'Ordre de Saint-Augustin, a traduit du latin en français *Les Propriétés des choses*, par Barthélemy d'Angleterre.

Vers 650.......... COSMAS ou COSME, moine égyptien et prêtre. — Botanique, Histoire naturelle.

1703-1781.......... Frère Cosme ou Côme, Religieux Feuillant, dans le monde Jean Baseilhac, habile opérateur de la pierre. — Opérait la cataracte par extraction — est l'inventeur du trois-quarts courbe qui sert à faire la ponction de la vessie au-dessus du pubis, dans la rétention d'urine — acheta trois mille francs le secret de la poudre arsenicale qui a reçu le nom de poudre du Frère Cosme. Employa les feuilles de noyer dans la jaunisse.

Né en 1740,......... Cotte, prêtre de l'Oratoire, puis, curé de Montmorency. — Eaux minérales. — Fossiles. — Electricité. — Froment ergoté.

1325.............. Jean Cremer, Bénédictin, abbé de Westminster, alchimiste.

1657-1711 .... François Cupani, Franciscain, Plantes ráres de Sicile.

Cyprien, moine de l'Ordre de Cîteaux, a regardé comme mal vénérien l'ulcère dont Job fut frappé.

Ve siècle.. .... Cyrus ou Syrus, d'Alexandrie, médecin, de philosophe se fit moine.

Avant le XVIe siècle.. Cyrus Mercurius, moine grec.

D

Vers 1379.......... Henry Daniel, Frère Prêcheur, composa un livre des Urines et un autre qu'il intitula Botanique.

Dany, moine, — agriculture.

François-Giorgio Dardy, religieux des Mineurs de l'Observance.

XIXe siècle......... Le P. J.-C. Debreyne, prêtre et religieux de la Grande Trappe. — Considérations religieuses sur le matérialisme moderne, l'âme des bêtes, la phrénologie, le suicide, le duel, le magnétisme animal; — opération césarienne posthume; — péchés contre le sixième et le neuvième commandements du Décalogue. — Physiologie catholique et philosophique. — Hygiène. — Prêtre et Médecin devant la Société. — Théologie morale dans ses rapports avec la physiologie et la médecine. — Eléments morbides. — Traitements spéciaux des maladies chroniques. — Belladone.

	DIDACE (ou DIEGO ?) DE SAINT-JOSEPH, moine, plantes.
†1087..........	DIDIER, abbé du couvent du Mont-Cassin, Pape (en 1086) sous le nom de Victor III, se rendit célèbre par son habileté dans la musique et dans la médecine.
IXe siècle..........	DIDON, abbé de Saint-Pierre-le-Vif à Sens.
XIXe siècle..........	Le R. P. DIDON, Frère Prêcheur, *L'homme selon la science et la foi. Conférences.* 2e édition. Paris, Didier, un volume.
1750-1801..........	D.-G.-S. Tancrède GRATET DE DOLOMIEU entra, à l'âge de dix-huit ans, dans l'Ordre de Malte, en sortit, fut géologue et minéralogiste.
Du IXe au XIe siècle..	DOMINIQUE, abbé de Pescara, se distingua par ses cures.
XVIIe siècle.........	DONATO EREMITA, Frère Prêcheur. — Elixir de vie (en 1624). Donato Eremita passe en revue toutes les substances qui entrent dans son élixir et même toute la matière médicale. — Recueil de remèdes en 1639.

E

XIe siècle..........	Ebn BOTLA, se fit moine à Antioche vers l'an 1050.
Fin du XIIIe ou commencement du XIVe siècle. —	EFFERARI, moine, alchimiste. — *De la pierre des philosophes.* — Strasbourg, 1659, in-8°.
XVIIIe et XIXe siècles.	Le Père ELISÉE, Frère à l'hôpital de la Charité à Paris, premier chirurgien du Roi Louis XVIII, Chevalier de l'Ordre de Saint-Michel.
XIIIe siècle..........	ENGELBERT, abbé d'Admont, en Styrie, *Des natures des animaux.*
XIIe siècle..........	EROS, moine de Salerne.

F

†1630..........	Philippe FABER ou FABRI, franciscain ; — physicien.
	Virgile FALUGIUS, abbé, — botanique.
Vers 1784..........	FEDELE DA ZARA, Capucin, Peste en 1784.
	Le Père Jérôme FEIJOO, Pellagre dans la Galice.

1660-1732.......... Louis FEUILLÉE, Minime. — Physique, botanique.

En 1878........... FIOT, missionnaire au Tong-King occidental, hoàng-nàn dans un cas de suppuration rebelle : guérison.

Vers 1572......... Philippe FLORENTINI, moine, — Plantes.

En 1493.......... Frère FRANÇOIS, traducteur d'un ouvrage de botanique.

Le Père FRISI, Barnabite, Physique.

G

Vers 1648.......... Thomas GAGE, Frère Prêcheur, apostasia, et embrassa, vers l'an 1648, la religion prétendue réformée. — A écrit sur le chocolat et le cacao.

1727-1784.......... Jean GALLOIS, abbé de Saint-Martin-de-Corer, Observation sur une fille qui voit la nuit pendant un temps assez considérable.

†1637.......... Georges GARNEFELD, médecin, entra, en 1599, dans l'Ordre des Chartreux à Cologne.

Vers 1431.......... Jacques GANIVET, Cordelier, auteur de l'*Ami des Médecins*, livre d'astrologie.

XIXᵉ siècle......... GAUCHER, docteur en médecine, aide-major militaire, entré en 1876 ou 1877 à l'Oratoire.

Vers 1704.......... Dom François GENTIL, Chartreux, dit Haller, Bénédictin, dit Gazan, *Le Jardinier solitaire*. Paris, 1704, in-12 ; Avignon, 1759, in-8°.

Né en 1253........ Jean GILLES DE SAINT-GILLES, Frère Prêcheur.

Vers 1572......... Jacques GOHORRY, prieur de Marcilly ou Marsily. Conférences scientifiques et médicales. Il écrivait à ses amis jeunes et vieux afin de les exciter à des recherches et observations de tout genre pour l'avancement des sciences. Voici ses paroles : « Préparez-vous à explorer les montagnes, à visiter les vallées, les déserts, les bords de la mer, les entrailles de la terre ; notez le caractère des animaux et des plantes, les ordres des minéraux ; approfondissez l'agriculture, la philosophie naturelle ; ne rougissez pas de manier le charbon, de construire des fourneaux ; veillez et travaillez sans relâche ; car ce n'est qu'ainsi que vous arriverez à connaître les propriétés des choses. »

xie siècle........... GOISBERT DE CHARTRES, médecin et élève de Fulbert, finit ses jours à l'abbaye de Marmoutier.

En 1745......... ... GORDON, Bénédictin, a fait avec l'électricité plusieurs expériences sur les animaux, où il a remarqué l'accélération du pouls. (Augustin Fabre.)

Frère GRÉGOIRE, alchimiste, disciple d'Arnaud de Villeneuve (Arnaud né à Villeneuve en Catalogne, comme il le dit lui-même dans un ouvrage sur l'art d'arpenter, dont le manuscrit existe à la Bibliothèque d'Inguimbert à Carpentras).

Vers 1613........... GRÉGOIRE DE REGGIO, Capucin, — Médicaments.

En 1167........... GUILLAUME, médecin, qui avait apporté des livres grecs de Constantinople, est mentionné en l'an 1167 par la petite Chronique de l'abbaye de Saint-Denis.

H

1624-1706 .... Jean-Baptiste DU HAMEL, Oratorien, puis curé de Neuilly-sur-Marne; — Physique, botanique, médecine.

HELIAS ou HELIE, Cordelier, auteur du *Miroir de la Chimie*.

HERMENTAIRE, moine de Lérins, *Description des isles d'Yères, et de villages qui sont situés en icelle, ensemble de toutes sortes d'herbes, plantes, fleurs, fruits, arbres, bêtes et autres animaux de toutes espèces, qui sont auxdites isles.*

xiie siècle......... HERRADE, abbesse du monastère de Sainte-Odille, auteur du *Jardin des délices*, dans lequel on rencontre une foule de faits qui intéressent les sciences naturelles.

HIÉROTHÉE, moine, chimiste.

†1180......... Sainte HILDEGARDE, abbesse du couvent de Rupertsberg près de Bingen. Médicaments simples et composés. Kurt Sprengel et F.-A. Reuss ont donné la synonymie des plantes mentionnées par sainte Hildegarde.

Guillaume HOK, Cordelier.

Vers 1408 .... Antoine HOLME, moine.

xiie siècle .... HUGUES, Religieux de l'abbaye de Saint-Denis et médecin de l'abbé Suger (1082-1152).

I

ve siècle............ ISAAC, moine.

J

1651-1714.......... Frère JACQUES, voué à une des familles de Saint
François, dans le monde Jacques Baulot ou de
Beaulieu, opérait de la taille, de la hernie étran-
glée. Frère Jacques est l'inventeur de la méthode
latéralisée, qui consiste à pénétrer dans la vessie
en ouvrant l'urètre, et faisant de droite à gau-
che et d'avant en arrière une ouverture oblique
à la prostate et au col de la vessie.

1711-1788..... .... Le Père JACQUIER François, Minime. Physique.

Fin du IXe siècle et   JEAN, Religieux Bénédictin, disciple de Bertaire ou
commenc. du Xe...   Berthorius.

Vers l'an 1072 ...... JEAN LE MÉDECIN, moine du Mont-Cassin, disciple de
Constantin l'Africain, fut très-érudit.

XIIe siècle.......... JEAN, moine de l'abbaye de Saint-Nicolas d'Angers.

†1079.......... JEAN JOANNELLIN, natif de Ravenne (ainsi nommé
à cause de sa petite taille), formé dans l'abbaye
de Saint-Bénigne de Dijon, fut un médecin célèbre et devint abbé de Fécamp.

XVIIe.............. JEAN MATHIEU DE SAINT-JOSEPH, Carme de Reggio,
donna l'index des plantes qu'il envoya de l'Inde,
dessina plusieurs plantes du *Jardin de Malabar*.

Vers 1218 ou 1220... JEAN DE SAINT-QUENTIN, médecin de Philippe-Auguste (né en 1165, mort en 1223) et théologien,
fit, en 1218 ou 1220, donation de son bien aux
Frères Prêcheurs et prit l'habit de ces Religieux.

JOHANNICIUS, moine, auteur de l'*Introduction à la
Médecine*. — Brunfels n'aurait-il pas attribué à
un moine l'*Introduction au petit art de Galien*,
par Honein (809-873), écrit dont nous avons
une traduction latine sous le nom de Johannicius ?

Vers 1305.......... Le frère JORDANUS DE RIVALTO a écrit, en 1305, que
depuis vingt ans on avait découvert l'art utile de
polir les verres de lunettes.

Le Père don Antonio JULIAN, la Coca du Pérou.

Vers 1676.......... Bernardin-Christin DE JUVELLINA, des Frères Mineurs, Corse, Abrégé des œuvres de Lazare Rivière, Venise.

K

George KEPLER, chanoine, puis Carme (Bernier dit, à un autre endroit, moine Augustin).

Richard KUMENTIUS, Carme.

L

1663-1738 .... Jean-Baptiste LABAT, Frère Prêcheur, Histoire naturelle des îles de l'Amérique. Labat a dessiné avec une exactitude parfaite et reproduit dans des planches les fruits, les poissons, les oiseaux, les quadrupèdes (Gazan). Ce Dominicain a observé pour la première fois, aux Antilles françaises, le *mal d'estomac* ou *mal—cœur* des Nègres (cachexie africaine) « qui est une hydroémie d'origine parasitaire, due probablement à la présence de l'ankylostome duodénal. » (H. Rey.) — Copahu dans les plaies, la fièvre intermittente.

1459 .... LACINI, moine, chimiste, a donné un abrégé du Traité complet de la science hermétique par Pierre le Bon de Lombardie.

1661-1739 .... Mathurin Vayssières DE LACROZE étudia la médecine à laquelle il renonça bientôt, et entra en 1678 dans la Congrégation de Saint-Maur de l'Ordre de Saint-Benoît. Mais il avait une inconstance d'esprit incompatible avec la vie religieuse, et il quitta son Ordre en 1696. Il s'enfuit à Bâle, et consomma son apostasie en abandonnant la foi catholique.

Le R. P. François Gonzalès LAGUNA, Ratanhia pour arrêter les hémorrhagies.

1649-1701 .... Jean Piochon DE LAUNAY fut Chartreux pendant quelque temps. Le traitement des hernies fut le principal objet de ses recherches.

<table>
<tr><td>xixe siècle.........</td><td>E.-C. LESSERTEUR, Le Hoàng-nàn, remède tonquinois contre la rage, la lèpre et autres maladies (morsures de serpent, syphilis). Paris, J.-B. Baillière, 1879, in-8° de viii-92 pages. Analys.: Les Missions catholiques, n° 540, 10 octobre 1879, p. 494-495.</td></tr>
</table>

xixe siècle......... E.-C. LESSERTEUR, *Le Hoàng-nàn, remède tonquinois contre la rage, la lèpre et autres maladies* (morsures de serpent, syphilis). Paris, J.-B. Baillière, 1879, in-8° de viii-92 pages. Analys.: *Les Missions catholiques*, n° 540, 10 octobre 1879, p. 494-495.

Vers 1452 .... Maître Geoffroy LEUVRIER, moine de Citeaux, chimiste.

En 1879............ Le R. P. LÉVY, Hoàng-nàn dans diverses affections de peau.

1579-1647 ou 1648... Le Père LIBERAT DE SCANDIANO, Capucin, dans le monde César Magati, montra les mauvais effets du contact de l'air sur les plaies, s'éleva avec force contre l'abus des pansements trop fréquents et fit voir que la cicatrisation n'est pas l'ouvrage de l'art, mais celui de la nature. Il condamna en même temps l'emploi des tentes et des plumasseaux dont on était dans l'usage de bourrer les plaies, et contribua, plus que personne, à déraciner le préjugé de la vénénosité des plaies d'armes à feu.

xixe siècle......... Eugène-Louis-Marie LION, Frère Prêcheur, archevêque de Damiette *in partibus*, délégué apostolique de la Mésopotamie, du Kurdistan et de l'Arménie, administrateur du diocèse latin de Babylone, ancien élève en médecine, s'est, pendant une épidémie de choléra, dévoué au soin des malades. (L'*Univers*, 13 avril 1874.)

Dom Alexis LOBINEAU, Bénédictin, Syphilis.

En 1820............ Le Père LOUIS DE PAVIE, directeur de l'hôpital de Smyrne, les frictions d'huile préservent et guérissent de la peste.

1715-1796 .... Jean DE LOUREIRO, missionnaire, botaniste.

1235-1315 .... Raymond LULLE, membre du Tiers-Ordre séculier de Saint-François d'Assise, fit, à la recherche de la pierre philosophale, une étude approfondie de la chimie.

Vers 1573 .... F. Stephano LUSIGNANO, moine. Description de l'île de Chypre. — Catalogue des plantes. — Description du henné. — Animaux. — Des chats qui ont détruit les serpents.

M

<table>
<tr><td>ɪᴠᵉ siècle ....</td><td>MACEDONIUS, médecin à Constantinople, ensuite moine.</td></tr>
<tr><td>xᵉ siècle ? ....</td><td>MACER FLORIDUS, moine, Poème sur les vertus des herbes ; traduit du latin en français par Louis Trembley sous ce titre : Les fleurs du livre des vertus des herbes, par Macer Floride, avec les ornementations de Guil Gueroust.</td></tr>
<tr><td>Vers 1625 ....</td><td>Vital MAGAZZINI, moine.</td></tr>
<tr><td>1638-1715 ....</td><td>Nicolas MALEBRANCHE, Oratorien. — Lumière, couleurs ; génération du feu. — Battit en brèche le préjugé qui faisait volontiers de tous les fous autant de sorciers ou de possédés. — Combattit l'erreur qui faisait rapporter au scorbut à peu près toutes les maladies.</td></tr>
<tr><td>Vers 1652 ....</td><td>Agostin MANDIROLA, de l'Ordre de Saint-François, Manuel du Jardinier.</td></tr>
<tr><td>†1590 ....</td><td>MARCUS Bragadinus, Capucin de Candie, alchimiste, fut décapité à Munich pour avoir promis plus qu'il ne pouvait tenir.</td></tr>
<tr><td>†1684 ....</td><td>Edme MARIOTTE, Prieur de Saint-Martin-sous-Traune, Physique expérimentale. — Lois du choc des corps. — Hydrostatique ou science de l'équilibre des liqueurs. — Lois du mouvement des fluides. — Nature de l'air. — Expériences sur le froid, le chaud, la vision, la lumière. — Végétation des plantes. — Génération des plantes.</td></tr>
<tr><td>1610-1666 ....</td><td>Le P. Maurice DE TOULON, dans le monde Jean Taxil, Capucin, Le Capucin charitable enseignant la méthode pour remédier aux grandes misères que la peste a coutume de causer parmi les peuples. (2ᵉ édition, Lion, 1721 et 1722, in-8°.) On y trouve des parfums et des préservatifs.</td></tr>
<tr><td>Né en 1309 ....</td><td>Conrad de MEGENBERG, Frère Prêcheur, a traduit le Livre de la Nature par Thomas de Cantimpré.</td></tr>
<tr><td></td><td>MELETIUS, moine, parle de l'origine du monde, de la physique, de l'anatomie (description des parties du corps humain), de la physiologie, de la philosophie.</td></tr>
<tr><td>Commenc. du xɪɪɪᵉ s..</td><td>MENGOS, moine, De la Nature des choses.</td></tr>
</table>

3

Pierre MENIER, portier de Saint-Victor de Paris, *Le blason des fleurs, où sont contenus plusieurs secrets de Médecine.* Paris, in-16.

†1645. . . . . Jérôme MERCURII, Frère Prêcheur. — Accouchements faciles, difficiles. — Utilité de l'opération césarienne. — Maladies des femmes pendant la grossesse, l'accouchement, après l'accouchement. — Maladies chez les enfants. — Sur les erreurs populaires des Italiens.

1588-1648. . . . . Le Père Marin MERSENNE, Minime. — Président des conférences qui préludèrent à la fondation de l'Académie royale des sciences, à Paris.

Vers 1876. . . . . Le R. P. Gérard MOLLOY, Géologie et Révélation, trad. de l'anglais par l'abbé Hamard.

1655-1741 . . . . Bernard DE MONTFAUCON, Bénédictin, traité du papyrus : récolte du p.: préparation des feuilles qui servaient à écrire.

Lucianus MONTIF, Capucin, médicaments.

MORIEN, solitaire près de Jérusalem, chimiste.

Robert DE MORILLON.

N

NÉOPHITUS, moine, Plantes. — Médicaments substitués à d'autres parce qu'ils ont les mêmes propriétés (succédanés).

En 1578. . . . . F. Pierre NODÉ, moine, *Déclamation contre l'erreur exécrable des maléficiers, sorciers, enchanteurs, magiciens, devins et semblables observateurs de superstitions, lesquels pullulent maintenant ouvertement en France : à ce que recherche et persécution d'iceux soit faicte sous peine de rentrer en plus grands troubles que jamais; avec une préface de Jehan Gerson.* Paris, 1578, in-8°.

†912. . . . . NOTKER, Bénédictin, moine de Saint-Gal.

O

OBIZON, premier médecin de Louis le Gros (né vers 1080, mort en 1137), abandonna les écoles séculières pour se retirer dans l'abbaye de Saint-

	Victor et y vivre en simple religieux, entièrement détaché de sès biens, dont il fit don à Saint-Victor.
De 1328 à 1350......	ODOMAR, moine, alchimiste, a indiqué certains procédés pour préserver les expérimentateurs de l'action des vapeurs délétères.

<h2 style="text-align:center">P</h2>

En 1878...........	Le R. P. PALATRE, La Magie et le Nénuphar blanc au Kiang-nan (Chine).
Vers 1543	Ange PALEA ou de Palea ou Palla, de Giovenazzo, Mineur Observantin, Commentaires sur Mésué le jeune. Le protestant et sceptique Kurt Sprengel, dans son Histoire de la Botanique, relève avec bonheur quelques erreurs botaniques échappées à Ange Palea et à Barthélemy d'Orvieto.
1671-1731.........	Toussain PASTUREL, Minime, Noms, travaux, martyre des Religieux qui, dans la Provence et dans le Comtat Venaissin, s'exposèrent pour le salut de leurs frères pendant la peste de 1720 et 1721.
XVIIᵉ siècle	Dom PÉRIGNON, Vin de Champagne ?
1716-1801	Antoine-Joseph PERNETY ou Pernetti, Bénédictin, quitta son Ordre. Pernety prétend que la mythologie des anciens Grecs n'est autre chose qu'une allégorie chimique, une représentation du grand œuvre. L'Iliade et l'Odyssée ne renferment rien, suivant lui, qui n'ait trait à la pierre philosophale. P. a décrit les îles Malouines (Amérique), donné quelques notions sur les animaux qui s'y trouvent ; il a parlé des Patagons. — Pernety se réfugia à Avignon, où il forma une espèce de secte dont on ne connaît pas bien les dogmes, et qui, vers 1787, comptait dans le pays une centaine d'affiliés : c'étaient des espèces d'illuminés.
	Le Père Vinc. PETRINI a combattu Haller (1708-1777) sur la question de l'irritabilité considérée comme cause du mouvement musculaire.
Commenc. du XIVᵉ sièc.	PHILIPPE de Florence, de l'Ordre de Mineurs, Plantes naissant spontanément autour de Pise.

XVIIIe siècle......... Le R. P. PHILIPPE, provincial de l'Ordre de la Charité, à Paris, suivait avec Borden (1722-1776), les cours de chimie de François Rouelle, apothicaire de Paris.

P***, Religieux de la Charité, à Paris, successeur de Samuel et de Stanislas, acheva de sentir et de faire sentir les inconvénients du vieux *Mochlique*. On n'employa à l'hôpital de la Charité que le tartre stibié ou d'autres vomitifs moins efficaces.

PHOTIUS, moine? Poème sur le sang.

†1682.......... Jean PICARD, Prieur de Rillé en Anjou, Physique.

†1353.......... Maxime PLANUDE, moine de Constantinople, Livre des Urines. — Pronostic de la vie et de la mort.

1666-1704.......... Charler PLUMIER, Minime, botaniste. Plantes de l'Amérique. — Fougères de l'Amérique. — L'usage introduit par Plumier de donner aux genres nouveaux les noms des botanistes distingués fait honneur à la délicatesse de son esprit.

A la fin du XVIe siècle. Pedro PONCE, ou Petrus Pontius, Bénédictin. La liaison nécessaire de la surdité avec la mutité avait échappé à la sagacité d'Hippocrate, au génie d'Aristote : le Bénédictin espagnol l'a le premier remarquée et a trouvé l'art d'instruire les sourds-muets.

†1650.......... Antoine PONCE de Santa-Cruz, gratifié d'une riche abbaye dans le territoire de Burgos. — Sur Hippocrate, Galien, Avicenne. — Des affections mélancoliques.

XVIIIe siècle......... Le Père POTENTIEN, Religieux de la Charité à Paris, premier maître d'Alexis Boyer (1757-1833) l'auteur du *Traité classique des Maladies chirurgicales*.

XIe siècle.......... Michel PSELLUS, d'Andros, se retira, en 1078, dans un monastère. — *Traité sur la vertu des pierres*.

Q

XVIIe siècle......... QUARESMIUS, Franciscain, qui résida en Palestine de 1615 à 1625, parle des propriétés merveilleuses attribuées à la Grotte du lait ou Grotte de la sainte Vierge, à Bethléem, grotte creusée tout

entière dans un tuf calcaire et friable. (Antoine-
Imbert-Gourbeyre).

QUATRAMMO, moine Augustin d'Italie.

Dom Fr. QUESNET, Bénédictin, effets extraordi-
naires d'un écho.

R

1483-1553.........   François RABELAIS, Franciscain d'abord, puis Religieux Bénédictin, puis prêtre séculier, enfin
curé de Meudon, auteur de romans bouffons et
obscènes. — A commenté Hippocrate et Galien.

XIe siècle..........   RAOUL, frère de Guillaume, duc de Normandie;
prononça ses vœux dans l'abbaye de Saint-Evrol
et finit ses jours dans celle de Marmoutiers, fut
célèbre en médecine.

Xe siècle..........   RATFRED, Abbé.

RICHARD, Chanoine régulier, moine, chimiste.

Vers 1209..........   RIGORD, moine de Saint-Denis, premier médecin du
Roi Philippe-Auguste (né en 1165, mort en 1223),
*Les Problèmes d'Aristote traitans matière de
toute science, et par spécial de Science naturelle, de Médecine, de Mathématiques et de
Morale, avec des glosses, faisant questions et
mettant les solutions* (Manuscrit).

1477...............   Georges RIPLEY, Chanoine régulier de Saint-Augustin, puis Carme, alchimiste.

XIXe siècle.........   A.-B. ROALDÈS, prêtre, a appartenu pendant quelques
années à l'Ordre des Frères Prêcheurs, *Du rôle
des dogmes de la foi dans les sciences et en
particulier dans la médecine* (1860).

XIIe siècle..........   ROBERT, Religieux de l'abbaye de Saint-Denis et
médecin de l'abbé Suger (1082-1152).

Vers 1349..........   ROBERT d'York, Frère Prêcheur.

1705-1781..........   Antoine-Joseph RODRIGUEZ, Bénédictin, Sciences
physiques et naturelles. — Médicaments.

XIe siècle..........   ROGER, médecin et ami du célèbre Guimond, moine
Bénédictin de la Croix-Saint-Lanfroy en Nor-
mandie (†1080).

Vers 1669..........   Timothée DE ROLL, Capucin, horticulture et botanique.

Le Père DE SAINT-ROMUALD, Feuillant.

†1735.......... Jean de la Roquetaillade ou de la Rochefendue, Cordelier français, alchimiste.

1648-1703........... François ROSE, Bénédictin, Ordre de la Nature?

1552............... Philippe ROUILLAC, Cordelier piémontais, alchimiste.

Vers 1706........... Ange ROUSSEAU, Capucin sécularisé, dit le Capucin du Louvre, médecin et chimiste. — Opium. — Remèdes chimiques.

†1695.......... Adrien ROUSSEL, Minime, — Explication des différents passages de la vie de Jésus par les règles de l'optique?

Vers 1668.......... Antoine RUFFIN, médecin, se faisant Chartreux.

S

Claude SAINT-ETIENNE, moine de l'Ordre de Saint-Bernard, arbres fruitiers. — Bons fruits.

De SALES, moine?

XIXe siècle.......... SALEVERT de Fayolle, médecin, adopta la réforme hahnemannienne. Ayant perdu sa femme, il se fit Mariste et mourut jeune. *Principes de la doctrine médicale homœopathique.* Paris, J.-B. Baillière, 1853, in-8°, de 360 pages; *Unité de la loi thérapeutique, deux ordres de moyens, remèdes indirects ou allopathiques, directs ou homœopathiques,* Lyon, 1847, in-8° de 64 pages.

SAMUEL, Religieux et infirmier à la Charité à Paris, était pour le *mochlique* dans la colique métallique.

1552-1623.......... Fra Paolo SARPI, Servite, fut un apostat : tient une petite place dans l'histoire de la découverte de la circulation du sang, et facilita l'étude de l'anatomie dans l'Université de Padoue.

1659-1736.......... Michel SARRASIN entra dans le séminaire des missions étrangères. Histoire du castor, du *mus alpinus* (marmotte des Alpes); — Eaux du cap de la Magdelaine; — Erable à sucre.

1709-1766....... Le Père SARTI (Mauro), Camaldule.

†1462.......... Jean-Michel SAVONAROLA entra dans l'ordre de Saint-Jean de Jérusalem, en sortit et devint médecin, fut botaniste, a écrit sur les fièvres, le pouls, les urines, les déjections, les vers, les bains d'Italie. — Partisan de la médecine arabe.

1452-1498.......... Jérôme SAVONAROLE, Prère Prêcheur, astrologie?

1274-1308.......... Jean Duns SCOT, Frère Mineur, dit le docteur sub-
til, se piqua de soutenir des sentiments opposés
à ceux de saint Thomas d'Aquin, et c'est ce qui
a produit dans l'école les Thomistes et les
Scotistes. Paracelse (1493-1541), J.-B. Van
Helmont (1577-1644) ont emprunté à Scot leurs
erreurs.

†1648.......... Pierre SEGUIN, Abbé de Saint-Estienne de Ferni
(diocèse de Cambrai), se retira à Saint-Victor-
lez-Paris, après avoir été médecin d'Anne d'Au-
triche, épouse du Roi Louis XIII.

Vers l'an 1070....... Siméon SETH, médecin, puis moine. — Aliments. —
Botanique.

IXe siècle.......... SIGOALD, abbé d'Epternac, puis évêque de Spolète.

XIIe siècle......... Maître SIMON, Bénédictin, moine de Rahzenhaklach.
Frère SIMON, apothicaire des Chartreux, Kermès
minéral (poudre des Chartreux).

1743-1816.......... François SOAVE, entra chez les Pères Somasques :
somnambulisme morbide.

1494-1560.......... Dominique SOTO, Frère Prêcheur, Commentaires sur
la Physique d'Aristote.

†1312.......... Alexandre SPINA, ou de Spina ou Despina, Frère
Prêcheur, de Pise, découvrit et fit connaître
l'art de faire les lunettes, que le Florentin Sal-
vino degli Armati, mort en 1317, avait trouvé
vers l'an 1285, mais qu'il avait tenu caché.

STANISLAS, Religieux et infirmier à la Charité à
Paris, était pour la saignée dans la colique métallique.

Charles STENGEL, abbé.

Jérôme SURIANUS, appelé aussi Paul, Camaldule, a
donné le *Continens* de Rhâzès (né en 860). Le
Continens est un vaste recueil d'extraits com-
pilés d'une foule d'auteurs, depuis Hippocrate
jusqu'à Isaac, médecin arabe.

T

XIXe siècle.......... TÉLESPHORE, Frère des Ecoles chrétiennes, s'est
occupé des insectes et a fait un travail sur un
insecte ravageur du blé, qui a causé des dégâts

considérables sur un point indiqué du territoire d'Avignon.

1610-1687......... Jean-Baptiste DU TERTRE, Frère Prêcheur, médicaments, maladies.

†1298......... THÉODORIC, Frère Prêcheur, pénitencier du Pape Innocent IV, devint ensuite évêque à Bitonti, puis à Cervia. Disciple de Hugues de Lucques, T. ne se borna pas à copier, mais observa par lui-même, et recueillit quelques cas rares. Il n'approuvait pas la méthode de panser durement avec les tentes, et il en fait le reproche à ceux qui s'en servaient. Il fut le premier qui rejeta les effrayantes machines de bois employées pour réduire les fractures, et les remplaça par des lacs de toile. — Il a parlé de la goutte, de la paralysie, de l'épilepsie. — Il mentionne les narcotiques. — Dans la lèpre qui débute, il recommande le mercure.

THÉOPHANES, Carme.

VII⁰ siècle......... THÉOPHILE, Protospathaire, c'est-à-dire des Porte-lances ou Hallebardiers ; après être arrivé aux plus hautes dignités, il embrassa la vie monastique. Il compila Rufus et Galien dans un ouvrage sur l'usage des parties du corps. Ce livre paraît n'avoir été dicté que par la piété ; car, non content d'admirer la sagesse du Créateur dans l'organisation de notre corps, Théophile cherche toujours à découvrir les raisons qui ont porté Dieu à donner aux membres et aux viscères la forme, la position, les rapports et la texture qu'il remarque en eux. T. a écrit, en outre : 1° des Commentaires sur les aphorismes d'Hippocrate ; 2° sur les urines ; 3° sur les déjections ; 4° sur le pouls. Guillaume-Alexandre Greenhill a donné, en 1842, une belle édition grecque-latine de l'Anatomie de Théophile.

Vers 1558......... André THEVET, Franciscain dit Seguier, Carme dit Sprengel, fut botaniste.

Vers l'an 996 . . .... THIADAGE, moine, de Corbie en Saxe, médecin.

Vers 1660......... Placide DE TITIS (de Pérouse), moine, Jours décrétoires ou jours critiques par excellence dans les maladies. — Décubitus des malades.

XVIII⁰ siècle......... Joseph TORRUBIA, moine. Histoire naturelle.

Vers 1634............ Le Père TRANQUILLE, *Relation des justes procédures observées au procès de Grandier*, 1634, in-8°

†1709 . . . . Le Père TRANQUILLE, Capucin, dans le monde François Aignan, fut en 1678, un des deux Capucins dits *du Louvre*. Le baume apoplectique, l'essence aromatique, le remède de la Trinité, le remède contre la petite vérole, le baume tranquille sont les médicaments dont il a inventé la composition : divers ouvrages : *Le prêtre médecin. — L'Ancienne Médecine. — Goutte. — Certitude de la Médecine.*

Vers 1653 . . . . R. TRIQUEL, Prieur de Saint-Marc, arbres fruitiers. — Orangers, citronniers, grenadiers, oliviers, jasmin d'Espagne.

1462-1516 . . . . Jean TRITHEME ou Tritheim, Bénédictin, abbé de Spanheim, puis de Saint-Jacques de Witzbourg, connaissait la médecine, fut l'un des maîtres de Paracelse.

1657-1729 . . . . Le Père Jean TRUCHET, Carme, — Physique.

TURRISANUS DE TURRISANIIS, Chartreux, appelé communément Plus que Commentateur, pour avoir laissé un Commentaire admirable et plein d'esprit sur le livre *de l'Art* de Galien.

V

Basile VALENTIN était, en 1413, religieux Bénédictin de l'abbaye de Saint-Pierre à Erfort en Allemagne et se distinguait par une connaissance profonde de la Médecine et de la nature. (Lenglet-Dufresnoy.) Basile Valentin, nom que l'on a voulu faire passer pour être celui d'un Bénédictin d'Erfort, mais qui est vraisemblablement le masque sous lequel se cacha un alchimiste du xvie siècle (D'Ault-Dumesnil, Dubeux, l'abbé Crampon, *Dictionnaire*.) — *Le char triomphal de l'Antimoine.* « Oui, l'antimoine est un poison ; mais sachez bien que le poison attire le poison, et que la nature aime les semblables, et repousse les contraires. — Il en est de même des membres gelés, où l'on ramène la chaleur par l'application de la neige ou du froid. » (Basile Valentin, cité par A. Imbert-Gourbeyre.)

En 1660..... .... F. VALÉRIEN, moine Augustin, garçon apothicaire, avait des secrets en médecine.

XIXᵉ siècle.......... Le R. P. VALROGER, Oratorien, *La Génèse des Espèces, Etudes sur les Naturalistes contemporains.* Paris, Didier, un volume. .

1590-1652.......... François VAULTHIER, premier médecin de Louis XIV, reçut, en 1649, l'abbaye de St-Taurin d'Evreux, qui lui fut donnée par le Roi « pour marque particulière du souvenir de la cure par lui faite en la personne de Monsieur, frère unique de sa Majesté. » Vaulthier fut l'un des premiers qui employèrent les préparations chimiques, les émétiques, l'opium, etc., enfin tous ces remèdes alors en horreur à la plupart des médecins de cette époque, et il le fit avec bonheur.

XIXᵉ siècle.......... Le Père VEITH, de Vienne, hautes et basses dilutions : quelque grosse ou petite que soit une dose, le remède y est tout entier et non pas en partie. (A. Rapou de Lyon.)

1757-1808.......... Etienne-Pierre VENTENAT entra fort jeune dans la Congrégation des Génovéfains, quitta, lors de la Révolution, l'habit monacal, et se maria. — Fut botaniste.

En 1643.......... Etienne DE VILLA, Bénédictin, botaniste.

✝1264. .... Vincent DE BEAUVAIS, Frère Prêcheur. Dans le *Miroir naturel*, le Dominicain expose les doctrines de son temps touchant l'histoire naturelle, la physique. — Médecine. — Chirurgie. — Médicaments. — Doctrine qui prescrit et règle la diète, c'est-à-dire tout ce qui a rapport à la matière de l'hygiène ou aux choses que l'Ecole a nommées *choses non naturelles*, comme l'air, les aliments. P.-E. Littré a fait le parallèle de Pline le naturaliste et de Vincent de Beauvais.

VINCENT DE BURGOS, moine. — Sur les plantes, ouvrage imprimé en 1525.

Milieu du XIIIᵉ siècle. VINCENT DE PORTUGAL, Frère Prêcheur, avait été dans le siècle un médecin célèbre, en grande faveur à la cour du roi Sanchez. Un jour qu'Egide, frère dominicain d'un couvent de Portugal, fut pris de ravissement, on le vit rester en l'air, appuyé seulement sur un bâton qu'il avait gardé en main. Frère Vincent tenta, mais inutilement, plusieurs expériences, car il ne voulait nullement croire à tout ce qu'on racontait des extases d'E-gide. Frère Vincent se déclara vaincu et Egide ne sortit que longtemps après de son extase. (Imbert-Gourbeyre.)

En 1672 et 1683.....: VINCENT-MARIE DE SAINTE-CATHERINE, Carme, Plantes et fruits de l'Inde.

XIV⁰ siècle........... VITAL DU FOUR, Cordelier, puis cardinal, évêque d'Albe, faisait de l'alcool une panacée : a été le précurseur des médecins anglais qui ont tant préconisé l'alcool à haute dose dans le traite-ment des maladies (F. Frédault). — Hygiène.

W

806-849.............. WALAFRIDUS STRABUS ou STRABO, Bénédictin, abbé. Poème sur les vertus médicales des plantes.
WIBALD, abbé de Corby ou Corbie.

En 1877............. Le P. C. WOTRUBA, missionnaire lazariste, Arc-en-ciel quintuple observé le 15 juin 1877.

1740-1804.......... Joachim WRABETZ ou Wrabeitz, de l'Ordre de Saint-Jean-de-Dieu, chirurgien, a proposé d'amputer les membres en les étranglant au moyen d'un lien fortement serré.

X

Vers 1615.......... Frère Francisco XIMENES a traduit du latin en espa-gnol l'ouvrage dans lequel François Hernandez a donné la description des plantes, des animaux et des minéraux du Mexique. Mexico, 1615, in-4⁰.

Z

Vers 1712.......... Antoine ZUCCHELLI, moine, a voyagé dans le Brésil et dans le Congo, a décrit quelques plantes, les unes médicinales, les autres alimentaires, les dernières rares.

II

Bᴇ́ɴᴇ́ᴅɪᴄᴛɪɴs. A la fin du xᵉ siècle, au mont Saint-Michel, ils étudiaient et enseignaient la Physique d'Aristote, la médecine.

Les Bénédictins ont créé l'école de Salerne (Puccinoti).

Les hôpitaux militaires viennent originairement des Bénédictins.

Un Bénédictin dans le *Théâtre chimique*.

A un Bénédictin de la Congrégation de Saint-Maur a été attribué par les Auteurs du *Journal des Savants* l'ouvrage suivant que Jean Bonet (1615-1688) avait, suivant Falconnet, publié : *Traité de la circulation des esprits animaux*. Paris, 1642, in-12.

Cᴀᴘᴜᴄɪɴ (*Remède du*) : l'eau dans laquelle on dissout le nitrate de mercure est nommée *eau mercurielle*. Un Capucin avait recommandé cette eau dans les maladies vénériennes, à l'intérieur, d'où elle avait pris le nom de *remède du Capucin*, et aussi celui de remède du duc d'Antin. Le Religieux en faisait prendre une cuillerée par jour dans une boisson mucilagineuse. Cette eau a guéri beaucoup de maladies vénériennes ; mais elle a fait aussi beaucoup de victimes, produisant des inflammations du bas-ventre, des affections de poitrine, des phthisies pulmonaires. On en a rappelé l'usage de nos jours sous le nom de sirop de Belet. (Desbois de Rochefort.)

Cᴀʀᴍᴇ (un) revenant des Indes, de la Chine et de la Perse, employa, dans Florence, vers le tiers du dix-septième siècle, la poudre sympathique ou de sympathie dans le traitement des plaies.

Eau des Carmes, eau de mélisse.

Cʜᴀʀᴛʀᴇᴜsᴇ (*Elixir de la Grande-*), dû aux Chartreux de la Grande-Chartreuse près de Grenoble.

Fʀᴇ̀ʀᴇ ʟᴀɪ. Une diarrhée qui, par sa persistance et sa longue durée, menaçait à tout instant la vie du patient malgré tous les moyens mis en usage, fut radicalement guérie par un frère lai, à l'aide d'un purgatif qui aurait déterminé une maladie semblable chez une personne saine. (Jules Rucco d'après Samuel Hahnemann.)

Jᴀᴄᴏʙɪɴs (*Elixir des*) contre l'apoplexie.

Frères de Saint-Jean de Dieu. Ils s'établirent à Paris et y jetèrent les fondements de leur hôpital en 1602. Le *Macaroni*, qu'ils avaient apporté d'Italie, était un remède composé de verre d'antimoine et de sucre. Diminué de sa dose, le *macaroni* fut appelé *mochlique*.

On ne saurait trop rappeler le zèle, le dévouement, la tolérance que ces Religieux montraient. « Arrivait-il un nouveau malade [à l'hôpital de la Charité à Paris], au lieu de cette profonde indifférence que trouvent aujourd'hui les malheureux dans les employés ordinaires [laïques] d'un établissement public, le frère de garde se rendait tout aussitôt près de lui, présidait aux premiers soins qui lui étaient donnés; puis quand le malade était reposé et familiarisé avec sa nouvelle situation, le Religieux venait s'asseoir près de lui et lui disait : *Mon frère, quelle que soit votre croyance, je dois, avant tout, vous engager à faire une courte prière pour le repos de l'âme de la personne charitable qui a fondé le lit dans lequel vous reposez ; si vos sentiments sont ceux d'un chrétien, vous ferez plus, vous demanderez un confesseur avant d'entrer en traitement. Cette exhortation, mon frère, sera la seule que je me permettrai de vous faire dans l'intérêt de votre salut ; votre raison et votre cœur vous dicteront le reste.* » (E.-Fréd. Dubois (d'Amiens), d'après Alexis Boyer.)

Les Frères de Saint-Jean de Dieu enseignaient gratuitement la botanique et la chimie (Rubichon).

Jésuites *(Poudre des)*, *quinquina*. Au milieu du XVIIe siècle, ce remède faisait beaucoup de bruit dans les pays catholiques, sous le nom de *poudre du cardinal* [de Lugo] ; « mais les protestants partageaient la haine que les médecins orthodoxes [c'est-à-dire galénistes] lui avaient vouée. Cette *poudre des Jésuites* parut à quelques-uns d'entre eux être un nouveau poison, une invention diabolique dont on voulait se servir pour exterminer tous ceux qui n'étaient pas catholiques ; car, que pouvait-on espérer de bon des Jésuites ? Les choses furent poussées si loin, qu'on n'employa plus le quinquina, sans crainte, que dans les couvents et les écoles jésuitiques. » (K. Sprengel, *Histoire de la Médecine*, tome V, pages 420-421.)

Frères Maristes de Saint-Paul-Trois-Chateaux (Drôme), XIXe siècle. Solution de biphosphate de chaux médicinal.

Missionnaires. Ce furent des missionnaires et des médecins qui nous apportèrent les produits naturels de l'Amérique.

Des Missionnaires français apportèrent de la Chine le thuya orientalis. (Prosper Yvaren (d'Avignon).)

Missionnaires au Tong-King, en 1878, hoàng-nàn dans la rage.

Un Missionnaire *La Lèpre est contagieuse*, avec une carte coloriée de la distribution de la lèpre. Paris, J.-B. Baillière et fils, 1879, in-8°, de 288 pages.

Moines. Ils s'appliquent à la chimie. (Lenglet-Dufresnoy.)

Les Moines de Bologne faisant de la thériaque.

Deux Moines espagnols, au xviiie siècle, préconisant l'eau froide dans le traitement des maladies.

Un Moine qui demeurait à Maillezais en Poitou, dont se servait souvent Guillaume IV, duc d'Aquitaine et fondateur de ce monastère, fut un habile médecin (xe siècle).

Un Moine a dù compiler le livre *Herbarius* (le botaniste), qui est mentionné par Vincent de Beauvais. (Sprengel.)

Un Moine, du xiie ou du xiiie siècle, a, conjecture Sprengel, traduit en latin l'hippiatrique grecque : nous possédons sous le nom de Végèce cet ouvrage de médecine vétérinaire, qui a été publié par J.-M. Gesner en 1781.

Prieur de Cabrière (le), xviie siècle, employait à l'extérieur, dans les cas de hernie, l'acide hydrochlorique et en vendit le secret à Louis XIV.

Religieuses. *Une Religieuse de Padoue*, petite-nièce de Louis Cornaro, a donné des détails sur la vie de cet apologiste de la sobriété.

Une *Religieuse du Saint-Sacrement* a publié une Botanique morale et religieuse. Paris, 187 (7?), in-12.

Religieux. Un *Religieux, au* xve *siècle*, alchimiste.

Pour multiplier ses lumières, Bernard Trevisan, alchimiste, s'associa avec un bon *Religieux du* xve *siècle*, et de concert ils travaillèrent pendant trois ans, ils rectifièrent plus de trente fois de l'esprit de vin.

Un *Religieux de Prague* non-seulement reconnaissait par l'odorat les différentes personnes, mais encore distinguait une fille ou une femme chaste d'avec celles qui ne l'étaient point.

Un *Religieux*, mort en 1549 ou 1550, était très-habile dans la Philosophie naturelle.

ADDITIONS

III

A

patriarche de Constantinople, fut le père et le médecin des pauvres, l'appui des faibles et des orphelins.

†1588....... ANTONIANUS (Jean), Frère Prêcheur, était très-habile dans les sciences humaines. Il a donné une édition du livre de saint Grégoire de Nysse, *De la création de l'homme, supplément à l'Hexaméron de saint Basile le Grand.*

1736-1809....... AUBRY (Jean-Baptiste), Bénédictin, Théorie de l'âme des bêtes.

B

1590-1623....... BARANZANO (Redemptus), clérc régulier de la Congrégation de Saint-Paul dite Barnabite, physicien et chimiste.

1230....... BARCELONETA (Ugone di), Frère Prêcheur. — De la création du monde. (Manuscrit.)

XVII⁰ siècle...... BARDI (Jérôme), entra, l'an 1619, dans la Compagnie de Jésus, d'où sa mauvaise santé le força de sortir cinq ans après. *Le médecin politico-catholique.*

1741-1820....... BARRUEL (Augustin), Jésuite, a, dans ses *Helviennes ou Lettres provinciales philosophiques,* montré la bizarrerie des systèmes des philosophes modernes sur l'origine et la formation de l'univers, l'incohérence de leurs idées et les contradictions de leurs doctrines.

329-379......... BASILE LE GRAND (saint), *Hexaméron* ou *Recueil de discours sur l'œuvre des six jours de la création.* — Dans une homélie *Contre l'ivresse et contre le luxe,* saint Basile décrit à merveille les accidents nerveux dont sont suivis les excès de boisson : c'est le délire nerveux des ivrognes que Sutton, en 1813, croyait avoir signalé le premier. (Francis Devay (de Lyon.))

1760-1828....... BASSET (César-Auguste), Bénédictin, a publié : *Explication de Playfair sur la théorie de la terre, par Hutton, et examen comparatif des systèmes géologiques fondés sur le feu et l'eau, par M. Murray;* 1815, in-8⁰, avec des notes et des planches.

1610-1677....... BELIN (Albert), Bénédictin. — Contre les alchimistes.

†1285....... BENITI (saint Philippe), natif de Florence, après avoir étudié en médecine à Paris, et pris le bonnet de docteur à Padoue, se fit religieux Servite, fut général de son Ordre, et mourut, en odeur de sainteté, à Tuderte.

xviie siècle....... Berdini (Vincent), de l'Ordre des Frères-Mineurs, né à Sarteano, près de Sienne. — Peste ?

1609-1704....... Bona (Jean), Feuillant.

1604 ou 1609 †1679 Borelli (Jean-Alfonse), se retira chez les Clercs réguliers des écoles pies, où il mourut dans de grands sentiments de piété. Il tenta d'unir les mathématiques et la physique expérimentale avec l'art de guérir, et appliqua la statique et les mathématiques à la théorie du mouvement musculaire.

xvie siècle....... Bourgeois (Jacques), Trinitaire ?

C

Calixte (le Père), chirurgien.

1425-1495....... Caraccioli (Robert) ou Robertus de Licio, Frère-Mineur de Saint-François, De la formation de l'homme.

1710-1791....... Casiri (Michel), religieux maronite, a publié en latin les versions d'une partie des manuscrits arabes qui sont à l'Escurial ; il y a trouvé des traductions d'Hippocrate, de Galien, de Dioscoride, de Platon et d'Aristote. (Rubichon.)

†1632....... Castro (François de), Jésuite, *Bulles des Papes touchant la fondation de l'hôpital de Jean-de-Dieu.*

1598-1647....... Cavalieri (Bonaventure) Jésuite, Astrologie judiciaire.

Célestin (Le Père), *Des Choses merveilleuses en nature, où il est traité des erreurs des sens, des puissances de l'âme et de l'influence des cieux,* trad. de l'italien par Jacques Girard, jurisconsulte. Lyon, 1557, in-8°.

xviie siècle...... Chales, Jésuite, — Physique.

1608-1678....... Chevanes (Jacques de), Capucin, *L'Incrédulité savante et la crédulité ignorante,* au sujet des magiciens et des sorciers. Lyon, 1671, in-4°.

†1682....... Chevillard (André), Frère Prêcheur ?

xve siècle........ Claude, Frère Célestin, *Des Erreurs de nos sensations et des influences célestes de la terre* (contre l'astrologie judiciaire).

viie siècle .... Colomban (saint), abbé de Luxeuil en Bourgogne, abbé de Fontaine, abbé de Bobio, sortait des écoles anglaises de Théodore, et sans nul doute connut et pratiqua la médecine telle qu'elle était connue en Angleterre. (C.-F. Heusinger.)

1625-1702....... CommiRE (Jean), Jésuite, répandit sur ses leçons d'économie rurale les charmes et la magnificence de sa poésie.

xviiie siècle...... Crêpe, Frère Prêcheur, *Notions de l'œuvre des convulsions et des secours*, etc. Charles ou Claude-François Desfours de la Genetière, janséniste, né à Lyon vers 1757, mort en 1819, a essayé, dans sa *Protestation contre les calomnies* (Lyon, 1788), de répondre au Dominicain.

D

†1752....... Debonnaire (Louis), théologien, entra chez les Oratoriens; mais il n'y resta pas. Il se déclara comme *appelant* contre la bulle *Unigenitus*, mais il se déclara aussi contre les prétendus miracles et les convulsions que d'autres *appelants* défendaient. *Examen critique, physique et théologique des convulsions.* 1733, in-4°.

xixe siècle ...... Delatre (le R. Père), Missionnaire d'Alger. — Tertullien, saint Cyprien disent que le corps de la colombe est dépourvu de fiel. « C'était en effet, au iiie siècle, un préjugé généralement répandu que le fiel, cette vésicule bilieuse commune à tous les animaux, n'existait point dans le corps de la colombe. Cette erreur zoologique n'ôte rien à la valeur et à la beauté du symbole. » *Les Missions catholiques.* Lyon, xiie an., n° 577, p. 304-305.

1620-1678....... Desgabets (Robert), Bénédictin de Saint-Vanne, essaya, dès 1658, l'opération de la transfusion du sang. Les Anglais, qui en revendiquent la propriété, ne firent d'expériences qu'en 1664 (Gazan, Dezobry).

xviie siècle ...... Dietel (Grégoire), Bénédictin, — *Du Ciel, du Monde et des éléments.* 1663, in-8°.

xviie siècle ...... Dubois, sous Louis XIII (né en 1601, mort en 1645), se fit capucin, embrassa ensuite la religion prétendue réformée, fut alchimiste et finit par être pendu.

1649-1733....... Duguet (Jacques-Joseph), Oratorien, Explication de l'ouvrage de six jours.

E

310 ou 320 † 403..   **Epiphane** (saint), mathématicien, naturaliste en même temps que théologien.

1467-1536.......   **Erasme** (Didier), entra, à l'âge de dix-sept ans, dans un monastère de chanoines réguliers, et fut ordonné prêtre en 1492. *Eloge de la folie*, piquante satire de tous les états de la vie; — *Eloge de l'art médical*. Nuremberg, 1525, in-8°.

xixᵉ siècle.......   **Espanet** (Alexis), Docteur en médecine, a été, pendant quelque temps, Trappiste. *Clinique homœopathique de Staouëli (Algérie), pendant l'année 1850*. Paris, 1851, in-8°, 250 pages (sur la fièvre intermittente); — *Etudes élémentaires sur l'homœopathie*. Paris, 1856, in-18; — *Traité méthodique de matière médicale et de thérapeutique, basé sur la loi des semblables*. Paris, 1861, in-8°, 808 pages; — *Dans l'état actuel de la science, le médecin peut-il, sans manquer à la morale médicale, négliger l'étude de l'homœopathie? Mémoire couronné par la Société homœopathique de Madrid*. Paris, 1867, in-8°, 35 p.; — *De l'échelle des doses en thérapeutique. Une préparation homœopathique étant administrée, quand commence et quand finit son action comme modificateur de l'organisme? L'échelle des doses doit-elle être la même pour tous les médicaments homœopathiques?* Paris, 1868, in-8°; — *Fièvre intermittente*. Paris, 1868, in-8°, 32 p.; — *La pratique de l'homœopathie simplifiée*. Paris, J.-B. Baillière et fils, 1874, in-18, xxi-396 pages; 2ᵉ édition. Paris, 1879, in-18, 500 pages; — *Essai d'une constitution scientifique de la matière médicale, d'après une méthode qui en simplifie et facilite l'étude*. Paris, 1879, in-8°, 70 pages; — *Des innovations dangereuses en Homœopathie*. Paris, J.-B. Baillière et fils, 1880, in-8°, 16 pages : Contre ceux qui modifient un traitement basé sur des indications positives et dont l'efficacité est nettement établie; — ceux qui, ayant à leur disposition toutes les ressources de la *matière médicale pure* et les nombreuses observations chimiques des annales homœopathiques, renoncent au traitement hahnemannien des tumeurs [blanches, des caries avec abcès par congestion, des fongus, des cancers, des ulcères invétérés; — contre l'accroissement excessif du nombre des médicaments; — contre les innovations dans le mode de préparation des médicaments; — contre les très-hautes dilutions; — contre le mélange de plusieurs médicaments; — contre l'*Essai de thérapeutique positive* du docteur Conan; contre la *Nouvelle méthode homœopathique* du docteur Finella; contre les *spécifiques électro-homœopathiques* du comte Matteï.

F

1416-1507....... FRANÇOIS DE PAULE (saint), fondateur de l'Ordre des Minimes, établit en Touraine des couvents auxquels nous devons la poire dite de *Bon-Chrétien*.

G

†640........ GAL (saint) sortait des écoles anglaises de Théodore, et très-probablement posséda et pratiqua la médecine telle qu'elle était connue en Angleterre. Ce religieux fonda le monastère de Saint-Gal en Suisse.

XVIIIᵉ siècle ..... GALIEN (le Père), Frère Prêcheur, *L'Art de naviguer dans les airs*.

XIVᵉ siècle....... GAUFRIDI (Raimond), général des Franciscains, médecin.

Vers 1780 .... GAUTHEY, Bénédictin de Cîteaux, a publié : *Expérience sur la propagation du son et de la voix dans des tuyaux prolongés à une grande distance*.

†1003....... GERBERT, abbé de Bobio, plus tard Pape sous le nom de Silvestre II, est présenté comme ayant enseigné la médecine d'après les préceptes de Démosthène de Marseille, — a cité Celse. — Rapporta d'Espagne en France des connaissances de physique, aurait découvert le moyen de se rendre maître du fluide électrique.

1718-1802....... GERDIL (Hyacinthe-Sigismond), Barnabite, naturaliste.

XIᵉ siècle .... GONTRAN, abbé de Jumiéges, médecin de Guillaume le Conquérant (†1087).

Du xive au xve s.. **GRAND** (Jacques Le) ou **GRANT**, de l'Ordre de Saint-Augustin, a traité de toutes les sciences divines et humaines, de toutes les vertus et de tous les états de la vie.

1575-1651....... **GREGORIO** (Maurice DE), Frère Prêcheur, Encyclopédie?

xie siècle........ **GUILLAUME**, abbé de Saint-Bénigne, à Dijon, médecin.

†1121....... **GUILLAUME DE CHAMPEAUX** fut le fondateur des Chanoines réguliers de l'abbaye de Saint-Victor, à Paris, dont il fit une école célèbre de science ecclésiastique. Devenu évêque de Châlons-sur-Marne en 1113, il renonça à son siége pour embrasser la vie religieuse dans le monastère de Trois-Fontaines de l'Ordre de Citeaux. J'estime que C.-F. Heusinger, qui a parlé d'un Guillaume de Chambeaux qu'il a présenté comme chef de l'école de l'abbaye de Saint-Victor et comme médecin au xe siècle, a voulu parler de Guillaume de Champeaux le maître d'Abélard.

1230-1300 .... **GUILLAUME DE MOERBEKA** ou **DE MOERBECKE**, Frère Prêcheur, a traduit du grec en latin divers traités d'Hippocrate.

H

viie siècle.... ... **HADRIANUS**, venu en Angleterre vers l'an 659 avec Théodore, connaissait les lettres grecques, les lettres latines, était habile dans tous les arts et, partant, en médecine, comme Théodore.

Moyen-âge....... **HENRICUS CALCOENSIS**, Prieur de l'Ordre de Saint-Benoît, écrivit un inventaire de botanique.

viie siècle........ **HÉROÏC**, abbé de Redon, médecin.

xviiie siècle...... **HERRENGET** (Le Père), né à Lille en Flandre, a publié : *Les Mœurs chrétiennes*, 1756, in-12; c'est une critique de *l'homme machine* du médecin Julien Offray de Lamettrie.

xie siècle .... **HILDIER**, moine, médecin.

1630-1721 .... **HUET** (Pierre-Daniel), abbé d'Aunai , ensuite évêque d'Avranches, et enfin abbé de Fontenai, était physicien.

HUGO DE SAINT-CHARON, Frère Prêcheur, cardinal de Sainte-Sabine, est cité par Thomas de Cantimpré.

†1164....... **HUGUES D'AMIENS**, Bénédictin, *Hexaméron ou de la création des choses.*

xiie siècle .... Hugues de Foulloi, auteur de la *Médecine de l'âme*, qu'on attribue ordinairement à *Hugues de Saint-Victor*, compare les maladies morales aux maladies physiques et suit la doctrine d'Hippocrate.

†1140 ou 1141.... Hugues de Saint-Victor, Chanoine régulier de Saint-Victor, est le premier qui ait joint d'une manière positive l'étude des sciences naturelles à celle de la théologie. Il possède également bien Aristote, Hippocrate et les Pères de l'Eglise. Les quatre livres intitulés : *Des Bêtes et autres Choses*, contiennent les caractères d'un certain nombre d'animaux et les allégories qu'ils représentent. (De Blainville, Frédault.)

I

xve siècle........ Institor (Henri), Frère Prêcheur.

†1676....... Irénée de Saint-Jacques, Carme. — Physique.

J

Jacques Springer ou Sprenger, Frère Prêcheur, a, de concert avec Henri Institor, laissé un ouvrage contre les femmes qui exercent des maléfices, Lyon.

xvie siècle........ Jean Canon, Frère Mineur, Traité sur la Physique d'Aristote. Venise, 1492.

xie siècle........ Jean de Chartres, moine, médecin de Henri Ier.

†1237.......... Jordain ou Jordanus, Frère Prêcheur, est cité par Thomas de Cantimpré.

Julien Pomère, prêtre et abbé, était également versé dans les sciences divines et humaines.

L

1692-1754....... La Tasta (Louis-Bernard), Bénédictin, *Lettres théologiques aux écrivains défenseurs des convulsions et autres prétendus miracles du temps*; 1735-1740; 2 volumes in-4°.

xixe siècle....... LAMBERT (le R. Père), de la Société de Marie. — Maladies de la tribu Bélep (Nouvelle-Calédonie). — Maladies générales. — Remèdes généraux : Nourriture. Saignée, — bains froids. — Eau de mer comme purgatif. — Quelques causes de maladie. — Vie de contraste des membres de la tribu. — Habitations insalubres. — Folie passagère. — Les folles. — Epidémies. — Tribu Bélep préservée grâce à la prière. *Les Missions catholiques.* Lyon, xiie an., n° 577, p. 306.

xixe siècle....... LEBOUCQ (Le R. P. dom François-Xavier), Chartreux, Relation du choléra-morbus qui sévit, en 1862, dans le Tché-ly sud-est. *Mgr Edouard Dubar, de la Compagnie de Jésus, évêque de Canathe, et la Mission catholique du Tché-ly sud-est en Chine.* Paris, F. Wattelier, 1880, in-8°, p. 185-193 : l'ouvrage abonde en renseignements pour le botaniste, l'agronome et l'industriel ; c'est ainsi que le P. Leboucq préconise, pour l'alimentation des chevaux, une graine supérieure à l'avoine, moins coûteuse et plus nourrissante, ce qui constituerait une véritable ressource si on essayait de l'acclimater en Europe.

1722-1787....... LE BRUN (Louis-Joseph), Oratorien, professa l'anatomie, la botanique, la médecine, et devint régent du collége de son Ordre à Angers. On lui doit : *Explication physico-théologique du déluge et de ses effets* ; 1762. L'auteur fit exécuter une machine pour cette explication.

1630-1695....... L'ECLERCQ (Chrétien), Récollet, *Gaspésie, — Nouvelle France?*

Vers 1628....... LEONI (Denis), Frère Prêcheur. — Physique.

xviie siècle..... LEURECHON, Jésuite. — A indiqué, en 1626, l'emploi de la vapeur par impulsion directe dans un mécanisme à rotation continue. — A, la même année, donné une idée du télégraphe électrique, ou du moins électro-magnétique (Gazan).

xixe siècle....... LIBERATORE (Le Père), Doctrine de l'unité de l'homme.

1710-1772....... LIGNAC (Joseph-Adrien Le LARGE DE) passa quelque temps chez les Jésuites, qu'il quitta pour entrer dans la Congrégation de l'Oratoire. *Lettres à un Américain sur l'Histoire naturelle, générale et particulière de Buffon* ; Hambourg, 1750-1756, neuf volumes in-12 ; c'est une réfutation solide des idées hasardées de Buffon sur différents points ; — *Histoire des araignées.*

1712-1776....... Loser ou Loserth (Philippe), Jésuite. — De la puissance auditive et de son objet, le son et la voix ; — De la puissance olfactive et de la puissance tactile. Olmutz, 1749.

M

1601-1676....... Magnan ou Maignan, Minime. — Physique.

xviiie siècle...... Magnan (Le Père). — Microscope.

1782-1854....... Mai (Ange), qui a, pendant vingt ans environ, appartenu à la Compagnie de Jésus, a découvert et publié des fragments du *Traité de la Vessie* de Rufus d'Ephèse. Le savant cardinal a découvert et publié un poème médical que saint Benoît Crispus, archevêque de Milan, qui vivait à la fin du septième siècle, avait écrit étant diacre.

1580-1653....... Malbrancq (Jacques), Jésuite, a laissé : 1° une traduction latine de l'ouvrage d'Etienne Binet intitulé : *La Consolation des malades* ; Cologne, 1619, in-12 ; — 2° une traduction du livre d'Antoine de Balinghem, Jésuite, intitulé : *Les Après-dînées et Propos de table contre l'excès du boire et du manger* ; Cologne, 1620, in-8°.

1735-1809....... Mann (Théodore-Augustin), Chartreux, physicien. *Histoire naturelle de Bruxelles et de ses environs.*

1578-1657....... Mario-Bettino, Jésuite, a montré que la physique et la géométrie renferment des paradoxes bien plus étonnants que tout ce que nous présente la foi des mystères.

Vers 1777....... Malherbe (Le Père), Bénédictin, a indiqué le moyen de faire de la soude avec du sel marin.

†1668.......... Martinez del Prado (Jean), Frère Prêcheur, questions de physique.

1460-1523....... Mazolini (Silvestro), en latin *Prierias*, Frère Prêcheur, né à Prierio, village du Montferrat, Sorciers et démons.

1731.......... Merz ou Maerz (Ange), Bénédictin, a publié trois opuscules en allemand sur la magie, 1766-1767, à l'occasion des guérisons opérées par Jean-Joseph Gassner (1727-1799) à la même époque.

1445-1534....... Midelbourg ou Middelburgo (Paul), professa dans Middelbourg la médecine.... se fixa auprès du duc d'Urbino, qui le prit pour médecin et lui donna l'abbaye de Castel-Duranti.

VIIe siècle........ MOMOLEIN (saint), abbé de Sithieu, médecin.

N

†1676........... NACARIA ou NACCARIA, Capucin, Histoire de la peste de Naples.

†1569........... NACCHIANTE ou NACCHIANTI (Jacques), Frère Prêcheur, Théorèmes de philosophie naturelle. — *Question de la création des choses.*

1614-1679...... NADASI (Jean), Jésuite, Héros et victimes de la charité de la Compagnie de Jésus, depuis l'année 1547. Rome, 1637, in-folio.

1539-1610...... NANCEL (Nicolas DE), docteur en médecine, pratiqua cet art à Soissons, à Tours, puis à l'abbaye de Fontevrault, où il mourut.

†1646........... NICÉRON, Minime. — Optique (Gazan).

1685-1738...... NICÉRON (Jean-Pierre), Barnabite, a écrit la vie de quelques médecins. — *Géographie physique, ou histoire naturelle de la terre, traduit de l'anglais de Woodward, par Noguès, docteur en médecine, avec la réponse aux objections de M. le docteur Camerarius; plusieurs lettres écrites sur la même matière et la distribution méthodique des fossiles, traduites de l'anglais,* par le P. Nicéron, Paris, 1735, in-4°.

Xe siècle......... NICOLAS, moine. En 948, Romain, empereur de Constantinople, envoya à Nasser Abd Abraham, calife de Cordoue, les œuvres de Dioscoride, qui furent traduites en arabe par le moine Nicolas, et se répandirent alors parmi les Maures d'Espagne.

Du XIVe au XVe s. NIDER, NIEDER ou NYDER (Jean), Frère Prêcheur. Dans un de ses ouvrages, l'auteur se sert de l'exemple de la fourmi pour instruire les chrétiens de leurs devoirs dans tous les états et toutes les conditions.

1581-1660...... NOEL (Étienne), Jésuite. — Physicien.

O

1724-1765...... OBERNDORFER (Célestin), Bénédictin, professa la physique.

1540-1599....... OBREGON (Bernardin), fondateur de l'Ordre des Frères Infirmiers Minimes, Manuel à l'usage des Infirmiers.

1682-1768....... OLIVET (Joseph THOULIER D') sortit, à l'âge de 33 ans, de la Compagnie de Jésus où il était entré jeune.

1673-1752....... OUDIN (François), Jésuite.

P

1724-1797....... PARA DU PHANJAS (François), Jésuite. — Physique.

1544-1610....... PARSONS (Robert), étudia quelque temps la médecine, abjura le protestantisme, et entra chez les Jésuites.

1722-1801..... . PAULIAN (Aimé-Henri), Jésuite, professa longtemps la physique avec succès à l'Université d'Avignon. On lui doit : 1° un *Dictionnaire de Physique* dont les nombreuses éditions attestent le mérite ; 2° *Le véritable système de la nature*. Avignon, 1788, in-12, deux volumes.

1580-1637....... PEIRESC (Nicolas-Claude FABRI DE), abbé de Notre-Dame de Guistre, forma des collections de médailles, d'inscriptions et d'histoire naturelle, et acclimata dans son jardin botanique le jasmin d'Inde et celui d'Amérique, le lilas de Perse, le laurier rose, le myrte à fleurs pleines, la nèfle, etc. — Peiresc importa en France les chats angoras.

1535-1610....... PEREIRA (Bento ou Benoît), Jésuite espagnol, professa les sciences. — A laissé : *De la Magie et de la divination astrologique*.

1739-1825....... PINI (Ermenegildo), Barnabite, fut professeur d'histoire naturelle au collége de Saint-Alexandre de Milan. Chargé par son gouvernement de voyager en France, en Italie, en Suisse et en Allemagne, ce religieux rapporta dans sa patrie de nombreuses productions des trois règnes amassées à grands frais. Il a laissé un certain nombre d'ouvrages sur les sciences naturelles et la géologie. Dans l'un de ces ouvrages, il cherche à établir que la fluidité primitive du globe était aqueuse, s'appuyant sur ces mots de la Genèse (ch. I, verset 2) : *L'Esprit de Dieu reposait sur les eaux* ; sentiment qu'il oppose à celui de Scipion Breislak († 1826), qui soutenait que cette fluidité primitive était ignée. Pini veut aussi prouver dans ce livre, contre le même Breislak, que le phénomène des corps inorganiques fossiles s'explique très-bien par le déluge mosaïque, inondation extraordinaire et passagère, et qu'il n'est pas nécessaire pour cela que la mer fût jadis et longtemps élevée bien au-dessus du niveau actuel. (L'abbé Glaire.)

XVIIIe siècle...... POURRET (Pierre-André), abbé et chanoine de Saint-Jacob en Provence, herborisa aux environs de Narbonne et publia une florule intitulée : *La Flore de Narbonne*, 1796. Il avait composé un herbier très-riche en plantes rares ou nouvelles qui lui avaient été données par Wildenow.

R

1711-1794....... RICHARD (Charles-Louis), Frère Prêcheur, fut condamné à mort pour avoir élevé la voix contre les crimes de la Révolution, et montra jusqu'au dernier moment la plus grande fermeté. J.-B.-R. Robinet (*De la Nature*, 1761) ayant avancé que l'univers était animé, et que tous les êtres, même les planètes et les étoiles, avaient reçu la faculté de se reproduire comme les animaux, le Dominicain le réfuta dans un livre intitulé : *La Nature en contraste avec la Religion et la raison*; Paris, 1773, in-8°.

Xe siècle........ RICHER, moine de Reims, médecin.

1735-1820....... ROBINET (Jean-Baptiste René), entra d'abord dans la Société de Jésus, qu'il abandonna bientôt parce qu'il n'y trouvait pas la liberté qu'il désirait. Il fut un des encyclopédistes, et s'attacha pendant la Révolution aux principes de l'Eglise constitutionnelle, mais, avant sa mort, il signa une rétractation de ses erreurs.

RUFIN, prieur de Saint-Ambroise à Plaisance : c'est à sa prière que Guillaume de Salicet (XIIIe siècle), médecin-chirurgien et clerc, écrivit un traité de médecine.

XIIIe siècle....... RUYSBROEK OU DE RUBRUQUIS (Guillaume), Cordelier français de la province de Palestine, ayant été, en 1253, envoyé par saint Louis auprès de Sartach, prince Tartare, signala les chevaux sauvages vivant en grands troupeaux dans les steppes de la Tartarie.

S

1667-1736....... SAINT-YVES (Charles), entra dans la congrégation de Saint-Lazare, à Paris, en 1686, et s'y appliqua à la médecine des yeux. L'ouvrage publié par Saint-Yves sur les affections occulaires (1722) conserve encore de l'intérêt, à cause des observations particulières qu'il y a consignées.

1599 ou 1601 †1672 SENAULT (Jean-François), supérieur général de la Congrégation de l'Oratoire, est l'auteur du *Traité de l'usage des Passions*.

Vers 1495....... SESSA (Jérôme) bâtit et fonda la fameuse retraite des Solitaires de Rua dans le Padouan.

†779............ STURNE (saint) fonda l'abbaye de Fulde. Après que Sturne eut beaucoup travaillé pour la foi, Winterus, fameux médecin, que Charlemagne lui avait donné, lui fit prendre une médecine, qui, n'étant pas bien préparée, avança la mort de ce saint religieux.

T

XVIIe siècle...... TEDESCHI (Nicolas-Marie), Bénédictin. — Physique.

XIe siècle........ TELBERT, moine de Marmoutier, médecin.

1728-1799....... TODERINI (Jean-Baptiste), Jésuite. — Physique.

1686-1775....... TOURON (Antoine), Frère Prêcheur, — détails sur les productions de l'Amérique.

1700-1745....... TOUSSAINT ou TOUSTAIN (François), Bénédictin de la congrégation de Saint-Maur, était profondément versé dans la botanique.

1498-1554....... TRAGUS (BOCK) (Jérôme), quitta l'habit monacal, embrassa la religion prétendue réformée, fut botaniste, eut pour élève Jacques-Théodore dit Tabernæmontanus (1520-1588).

V

Entre 1530 et 1540 †1603...   VARIO ou VAIR (Léonard), Bénédictin. *Trois livres des charmes, sortiléges et enchantements,* trad. du latin en français par Julien Baudon d'Anvers. Paris, 1538, in-8°.

Après 1553......   VIGUIER (Jean), Frère Prêcheur, Instituts de Philosophie naturelle et chrétienne.

1656-1743......   VILLETTE (Jacques), Jésuite. — Physique.

VINCENT DE BEAUVAIS : à côté des auteurs qu'il cite, apparaît souvent un *Actor*. C. Meyer a montré que c'était Vincent lui-même, le *Red-actor* de tout l'ouvrage. ACTOR que j'ai, d'après Sprengel, cité comme auteur d'une matière médicale, serait-il Vincent de Beauvais ?

W

†Après 870.....   WANDELBERT ou WANDALBERT, moine de Prüm, dans le diocèse de Trèves, *Hexameron, ou Poème sur la création du monde en six jours ;* avec une explication mystique de la création de l'homme.

†1638...........   WEISS (Matthieu), Bénédictin, a laissé un *Traité du ciel,* un de la *Génération,* et un de la *Nature.*

1592-1661......   WICHMANN ou WICHMANS, WICKMANS (Augustin), Prémontré, *Provision ou réunion de remèdes spirituels contre la peste et contre d'autres maladies, tirée de la Sainte Ecriture, des Saints Pères et d'histoires authentiques ;* — *Journal ecclésiastique des Saints qu'on invoque contre la peste.*

Z

†1525...... ....   ZABARELLA (Paul), que quelques-uns désignent sous le nom de *Paul Bon,* ermite Augustin, Des Merveilles de la nature.

1500-1539....... Zaccaria (Le vénérable Antoine-Marie), fondateur des Barnabites, étudia la philosophie et la médecine à Padoue, et revint, à l'âge de vingt ans, docteur dans Crémone sa patrie.

1735-1802....... Zallinger (Jacques-Antoine), Jésuite, qui professa le droit canon et la physique à l'Université de Dillingen, est auteur de plusieurs ouvrages de pure physique.

IV

Capucin. — Antoine Portal, au xviiie siècle, avait noté un procédé qu'il avait vu suivre par un capucin pour réduire les luxations de l'épaule.

Couvents. Au xiie siècle, plusieurs couvents percevaient des redevances en Kermès animal (petite excroissance rouge qu'on trouve sur le chêne vert, formée par la piqûre d'un insecte, et qui sert à teindre en écarlate).

Moine (un) au xive siècle. — Jean Ardern, qui était probablement clerc, car il a écrit en latin, la langue des clercs à cette époque, dit qu'il n'a jamais entendu parler d'aucun médecin, soit en Angleterre, soit dans d'autres pays, qui prétendît guérir la fistule à l'anus, à l'exception d'un moine qui avait suivi le prince de Galles en Aquitaine ; et Jean Ardern ajoute que ce moine était un imposteur (?) qui avait renvoyé comme incurables des malades que lui, Ardern, parvint à guérir. Les moyens dont le chirurgien anglais usait n'étaient autres que la ligature et l'incision.

Moines. Quand les leçons de Jean Tagault (mort en 1545) et surtout celles de Vidus Vidius (ou Guido Guidi † 1569) eurent mis en honneur à Paris l'art des fractures et des luxations, une nouvelle sorte de rebouteurs s'éleva dans les campagnes, ce furent les prêtres et les moines.

Dès 550, deux *Moines* avaient apporté de Chine à Constantinople des œufs de *ver à soie*, et Justinien faisait de leur culture un secret.

C'était un besoin pour les Moines de se procurer facilement des plats maigres, et c'est ainsi qu'ils contribuèrent à faire mieux connaître les *poissons*.

Monastères. Sous Louis XII (Roi de France de 1498 à 1515), ils augmentent nos ressources alimentaires, en nous donnant les melons, les grenadilles, les ananas, les topinambours.

Pendant les dernières années du xvie siècle, les *monastères* commencent la culture de la pomme de terre (Gazan).

PRIEUR D'ACQUEVILLE (le), oculiste (xviie siècle), découvre la pierre divine ou vitriol bleu (sulfate de cuivre), pour les affections des yeux (Gazan).

V

JEAN BERNIER (*Essais de Médecine*, 1689) a mentionné les ecclésiastiques et les religieux qui ont été médecins ou ont écrit sur la médecine. J'ai fait plusieurs emprunts à cet historien.

Je regrette de n'avoir pu me procurer le travail de Sévérin Fabriani (1792-1849) sur les services que les communautés religieuses ont rendus aux sciences.

Le vicomte Gazan a consacré un intéressant volume (Paris, Ve Poussielgue et fils, 1865, in-8° de 640 pages) à l'énumération des *Services que le Catholicisme a rendus à la France*. J'ai tiré quelques citations des chapitres 14e et 15e, où sont exposés les services que le Clergé tant régulier que séculier a rendus à la physique, à la chimie, aux sciences naturelles, à la médecine, à la chirurgie, à la matière médicale.

M. Witz, professeur de la Faculté catholique des sciences de Lille, dit l'*Univers* (n°s 4623, p. 2, colonne 2), a fait, le 17 juin 1880, une conférence sur ce thème : *La Science et les Jésuites*. M. Witz a montré, par l'histoire et les faits, quels éminents services la science avait reçus des membres de la Compagnie de Jésus.

Lyon, 29 juin 1880.

FIN.

Lyon. — Impr. Catholique, rue de Condé, 30. — J.-E. ALBERT.

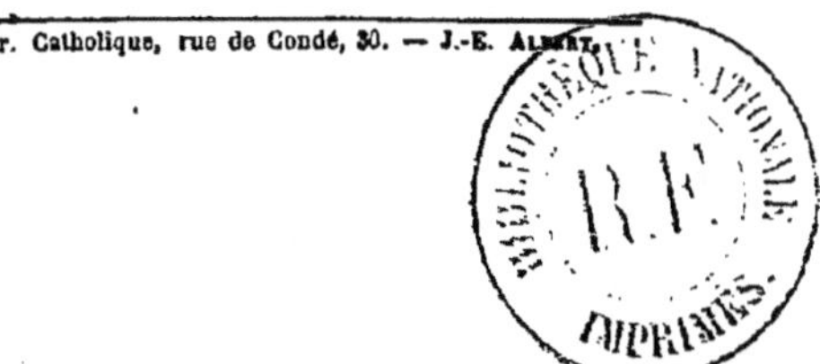